AF586664

TRAITEMENT

DE LA

FOURBURE CHRONIQUE

PAR

H. BOISSE

Vétérinaire en second au 22e dragons, Membre correspondant de la Société des Sciences physiques, naturelles et climatologiques de l'Algérie.

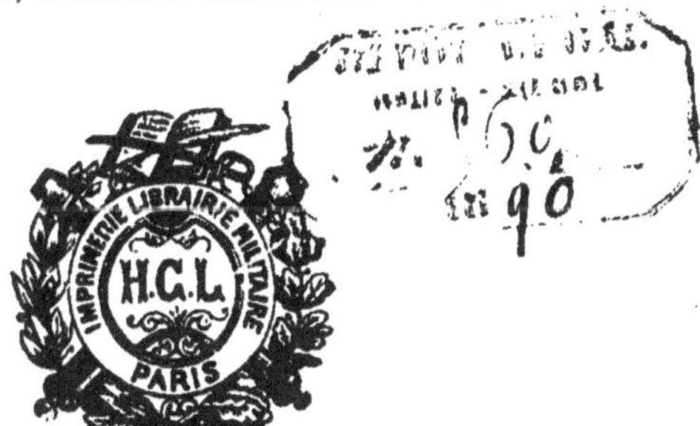

PARIS
11, place Saint-André-des-Arts.

LIMOGES
Nouvelle route d'Aixe, 46.

IMPRIMERIE ET LIBRAIRIE MILITAIRES

HENRI CHARLES-LAVAUZELLE

Éditeur

—

1890.

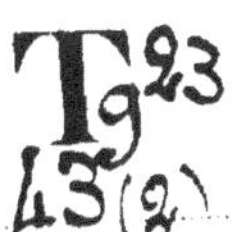

TRAITEMENT

DE LA

FOURBURE CHRONIQUE

TRAITEMENT

DE LA

FOURBURE CHRONIQUE

PAR

H. BOISSE

Vétérinaire en second au 22e dragons, Membre correspondant de la Société des Sciences physiques, naturelles et climatologiques de l'Algérie.

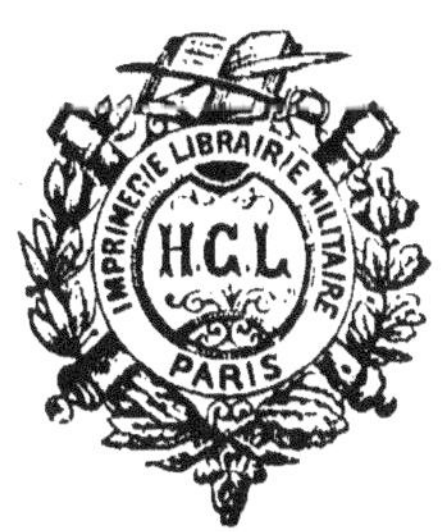

PARIS	LIMOGES
11, place Saint-André-des-Arts.	Nouvelle route d'Aixe, 46.

IMPRIMERIE ET LIBRAIRIE MILITAIRES

HENRI CHARLES-LAVAUZELLE

Éditeur

1890.

AU GÉNÉRAL FAVEROT DE KERBRECH

COMMANDANT LA 4e BRIGADE DE DRAGONS

Hommage de reconnaissance et de respectueux dévouement.

H. BOISSE,

Vétérinaire en second au 22e dragons.

AVANT-PROPOS

Le cheval Marsouin sur lequel nous avons expérimenté le nouveau traitement de la fourbure chronique, présentait un cas assez rare de fourbure traumatique siégeant au sabot antérieur gauche.

Le début de cette affection date du 3 mai 1886; à cette époque l'animal dut entrer à l'infirmerie pour une seime en pince survenue pendant une course rapide.

La fente pariétale s'étendait du bourrelet à quelque distance du bord inférieur de l'ongle; la seime était donc incomplète.

L'accident avait été suivi d'une hémorragie moyennement abondante; un pincement douloureux et une boiterie intense existaient au moment où le malade était admis à l'infirmerie; l'appui du pied était presque nul.

Il importe essentiellement de bien établir qu'avant l'apparition de la seime, Marsouin possédait un sabot en parfait état, tant au point de vue de l'aplomb, de la forme que de la qualité de la corne; il était en tout *identique* à son congénère de droite, lequel peut passer à bon droit pour un beau et bon pied. (Fig. A et C.)

Le traitement consista en deux rainures en forme de V partant de la couronne et venant se rejoindre au bord inférieur de la pince. Le triangle de corne qu'elles délimitaient et dans lequel se trouvait la seime fut aminci jusqu'à pellicule.

On dut employer l'irrigation, les bains, afin d'atténuer la trop grande sensibilité du sabot; puis plus tard on usa de pansements alcoolisés, phéniqués. Avec le temps une nouvelle corne s'échappa indivise du bourrelet chassant devant elle la seime et les rainures qui s'en allaient ainsi peu à peu par avalure ; la boiterie d'abord très forte ayant diminué, tout faisait présager une guérison, sinon rapide du moins certaine, et, après 57 jours d'infirmerie, Marsouin, muni d'une ferrure pathologique, prenait place parmi les indisponibles.

Pendant cette longue période le pied avait cependant subi un commencement de déformation ; il était devenu panard, paraissait s'être resserré, la corne de la pince semblait descendre sous une ligne plus oblique que la normale, les talons s'étaient haussés, la sole abaissée.

On crut devoir attribuer ces changements encore peu appréciables, au repos prolongé, à l'opération elle-même ; on espérait que le travail et une ferrure rationnelle corrigeraient ces défectuosités et que la boite cornée reviendrait rapidement à sa forme première.

Malheureusement, le pied au lieu de s'amender continua lentement à se déformer, l'animal boitait souvent, ne faisait qu'un très médiocre service, aussi, cinq mois après sa sortie de l'infirmerie, on dut verser Marsouin au dépôt, dans notre service, croyant que le temps et un travail léger feraient récupérer au sabot sa conformation naturelle.

Neuf mois après l'apparition de la seime initiale une nouvelle fente en pince se produisit ; en l'opérant nous reconnûmes l'existence d'une ancienne fourmilière restée jusqu'à ce jour ignorée et qui exigea pour son traitement l'ablation d'une partie de sa paroi ; trois mois après une nouvelle opération fut nécessaire, puis l'accident guérit relativement ; la région évidée se remplit de cette corne jaunâtre, assez molle, qu'on remarque entre la sole et la paroi des chevaux fourbus, de cette corne qui concourt puissamment à faire basculer la troisième phalange, à repousser la pince et à donner au pied cette forme allongée en sabot chinois. Dans le cas actuel, cette production maladive du tissu podophylleux atteignait près de 3 centimètres d'épaisseur.

Plus tard une fourmilière, probablement sous la dépendance de la précédente, apparut au quartier externe (fig. B en X), puis une seime au quartier interne, laquelle se compliqua d'une nouvelle fourmilière; enfin, une crapaudine douloureuse, saignante, tenace, accompagnée de fentes horizontales et perpendiculaires plus ou moins profondes de la paroi vint compliquer le tout (fig. B en X).

En résumé, le sabot de Marsouin a donc eu dans l'espace de deux ans :

Trois seimes ; deux en pince, une au quartier interne ;

Trois fourmilières : une en pince et une à chaque quartier ;

Une crapaudine en pince.

Toutes ces lésions de l'ongle étaient greffées sur de la fourbure chronique dont l'une d'elles avait été le point de départ, la cause, les autres certainement les effets. Avec cette série malheureuse d'accidents, le sabot se transforma complètement ; en juin 1888, il avait acquis la forme représentée par la figure B ; c'était manifestement un pied reproduisant la plupart des symptômes classiques de la fourbure chronique avec une frappante vérité :

1° La paroi qui dans le sabot à l'état sain s'échappait en pince sous un angle de 50 degrés, angle à peu près normal, s'était inclinée à un peu moins de 40 degrés s'abaissant ainsi de 10 degrés environ ; elle s'était en même temps allongée de 9 à 12 centimètres, soit de 3 centimètres.

2° Les talons avaient augmenté de hauteur, et, attirés lentement mais invinciblement par le coin kéraphylleux, s'étaient allongés en s'affaissant.

Cet affaissement a été encore rendu plus accentué par le mode de progression de l'animal qui, en marche, lançait son pied en avant pour opérer son appui en deux temps, les talons d'abord, le restant du sabot ensuite.

Sous l'action répétée de ce mouvement de bateau, les talons sollicités à porter outre mesure se sont écrasés, sont devenus fuyants, tout en s'élargissant de 2 centimètres environ.

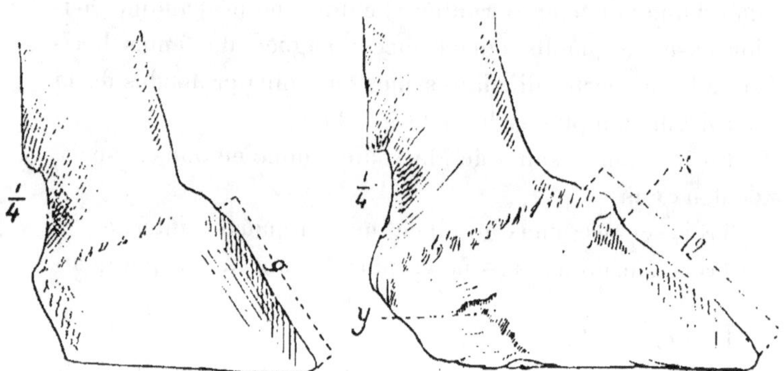

FIG. A. — Pied antr droit. FIG. B. — Pied antr gauche.

La présence du coin de corne surajouté a encore facilité dans une certaine mesure l'apparition de la seime quarte en s'unissant par un effet de traction au défaut d'aplomb du pied, qui dans la panardise se caractérise, on le sait, par un appui concentré sur la face interne de l'ongle.

Le talon de ce côté chevauchait visiblement le talon externe.

3° Le pied avait pris une forme ovalaire due à deux causes : 1° à l'allongement de la pince ; 2° à l'élargissement des talons. Les centres des quartiers seuls sont restés invariables dans les modifications du sabot ; tels ils étaient dans le pied sain, tels ils sont encore dans le pied malade, semblant être l'axe fixe et immuable autour duquel, en avant et en arrière, les changements se sont produits (1).

(1) De ce fait découle, que dans le traitement de la fourbure, il faut surtout fixer le fer dans ces parties de la muraille, afin de ne gêner en rien l'écartement des talons et l'abaissement de la pince.

A l'état normal, de la lacune médiane de la fourchette, en face des glômes, à l'extrémité de la pince, le sabot mesurait 13cm,50, à la suite de la fourbure il accusait 17cm,50, soit une augmentation de 4 centimètres.

Cette différence en plus est imputable en majeure partie à l'allongement de la pince. Si, en effet, on mesure sur les deux sabots les distances comprises entre les pointes des fourchettes et la paroi, on aura 3cm,50 pour le pied naturel et 7 pour le pied malade. (Voir fig. C et D.)

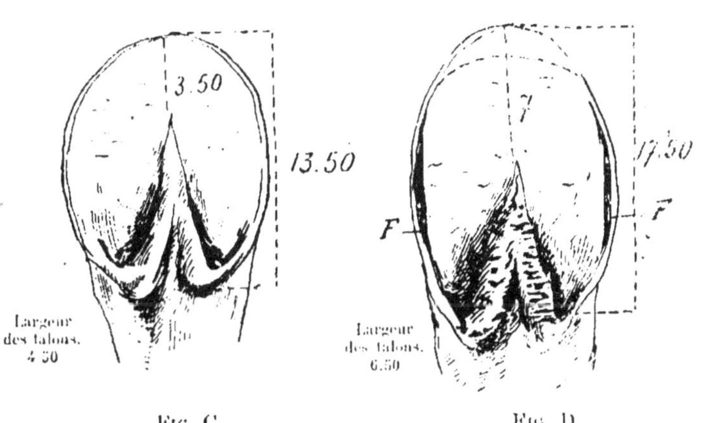

Fig. C. Fig. D.

4° La sole concave sur le pied sain était devenue comble; elle présentait *en dedans*, entre la pointe de la fourchette, les mamelles et le commencement des quartiers, une très grande sensibilité même à la simple pression du pouce. Quand l'animal était déferré, l'appui sur le pied malade était complètement nul, il allait à trois jambes. Ce n'était pas sans crainte que les maréchaux entreprenaient la ferrure de Marsouin à cause de cette sensibilité exagérée produite par un amincissement fortement accusé de la semelle solaire. Dans la région précitée existait une corne rougeâtre, ecchymosée; si on enlevait avec le boutoir, à titre d'exploration, une mince pellicule, on pressentait à quelques millimètres le tissu velouté, comprimé par l'os du pied ; il y avait évidemment commencement de *croissant*.

Ce croissant, nous venons de le voir, avait ceci de particulier qu'il ne se localisait pas au point où on le rencontre habituellement, c'est-à-dire circulairement en avant de la pointe de la fourchette, mais qu'il s'accusait franchement en dedans. L'appui du pied panard, se faisant surtout sur le quartier interne, pourrait expliquer cette particularité.

Entre le bord circulaire interne de la paroi et la sole, en pince et en mamelles, existait ce défaut de parallélisme signalé par notre maître Bouley sur les pieds fourbus. Dans le cas actuel, cette désunion était comblée par un coin de corne qui, vu par sa base vers la région solaire, présentait exactement la forme d'un croissant à concavité interne embrassant la sole et à convexité externe repoussant la paroi. Nous avons écrit plus haut que dans sa grande épaisseur, c'est-à-dire en pince, il atteignait près de 3 centimètres : de là, il allait en s'amincissant insensiblement à gauche et à droite pour se terminer au commencement des quartiers par une fusion insensible avec les autres parties du sabot.

Quant à son épaisseur en hauteur, elle allait également peu à peu en diminuant, de telle sorte que vers la moitié ou le tiers supérieur de l'ongle, cette hypersécrétion cornée disparaissait en se fondant avec la paroi et le tissu podophylleux, non par un angle aigu, mais plutôt par une surface étalée et amincie.

Ces caractères sont importants à signaler, afin de bien différencier cette secrétion exagérée du tissu podophylleux d'une autre production normale : le *Kéraphyllocèle* qui complique quelquefois les seimes en pince. Celui-ci, en effet, présente une forme conique cylindrique ou irrégulière, de la grosseur d'une petite plume à celle du doigt, il accompagne la fente de la paroi, en dessous, semblant former un tissu d'union entre les deux bords de la solution de continuité.

Le kéraphyllocèle, outre cette différence de volume et de forme, est composé d'une corne très serrée, très compacte, très dure, souvent fistuleuse et donnant alors écoulement à des produits de suppuration foncés et fortement odorants.

Nous avons déjà dit que dans le cas qui nous occupe, la corne était jaunâtre, de consistance intermédiaire entre la paroi et la sole, ajoutons que jamais elle n'a été le siège d'aucun écoulement.

7° La fourchette, chassée par les talons, aplatie par des pressions trop violentes et trop localisées, poussait mal, s'atrophiait, s'écrasait et s'enlevait en lambeaux déchiquetés.

En faisant la synthèse de ces caractères, on arrive forcément à diagnostiquer la fourbure chronique. Il ne manque à ce cortège que deux choses : les sillons circulaires et la friabilité de la corne. Mais si l'on songe au point de départ de l'affection n'ayant intéressé qu'une partie limitée de la couronne, en pince, on sera peu surpris de les voir absentes. Ce sont là, peut-être, les seuls symptômes négatifs qui permettent de différencier la fourbure congestionnelle de la fourbure traumatique.

Nous nous sommes longuement étendus sur les modifications du pied de Marsouin, afin de bien fixer l'attention et de montrer dans quelles conditions absolument défectueuses nous avons entrepris le traitement. Les résultats que nous avons obtenus sur un pied en si mauvais état, fourbu depuis deux ans, sont tellement concluants, qu'il n'y aura jamais, ce nous semble, à redouter un insuccès sur un sabot mieux partagé.

La première partie de ce travail vient en outre appuyer l'existence, mise en doute par quelques-uns, d'un genre de fourbure tout particulier différant de la fourbure métastasique.

Les traumatismes signalés sous le non d'*étonnement* du sabot, avaient déjà été reconnus aptes à occasionner cette affection; il faudra désormais leur adjoindre la seime en pince, car il ressort incontestablement des symptômes énumérés, de l'examen des figures et surtout de l'étude des moulages du pied, que l'animal était réellement fourbu.

TRAITEMENT

DE LA

FOURBURE CHRONIQUE

En mai 1888, nous présentâmes à M. le vétérinaire principal Logeay, lors de son inspection, le cheval Marsouin en lui demandant avis.

Il nous conseilla de le traiter suivant une méthode allemande toute récente et nous indiqua M. le vétérinaire en premier Boëllmann, du 14e chasseurs, comme pouvant nous donner la traduction du procédé.

Voici la description de cette méthode d'après la traduction que M. Boëllmann, avec une complaisance parfaite, a bien voulu nous adresser (1).

« On fait confectionner le fer qui doit être parfaitement adapté et avoir beaucoup d'ajusture. Si la convexité de la sole est très prononcée, on peut même le garnir de crampons et de grappes. Puis l'arc de fer y est soudé de telle façon qu'il se trouve près de la paroi latérale, soit près de la deuxième étampure, ou immédiatement en arrière pour obliquer en haut et en avant, rejoindre et traverser la ligne médiane du sabot à un pouce ou un pouce et demi de la pince, puis de là s'infléchir suivant la même disposition, pour être de nouveau rivé de l'autre côté de la paroi à un point correspondant.

» Il est plus avantageux, pour le maréchal, de faire cette

(1) Le vétérinaire allemand, inventeur du procédé, est M. Hingst, de l'arrondissement de Crossen, district de Francfort, canton de Brandebourg.

sorte d'étrier en deux fois, chaque moitié au point correspondant, c'est-à-dire vers la deuxième étampure, et une fois qu'elles sont attachées, de croiser et souder les deux extrémités de la ligne médiane. Cet arc de fer, ainsi obtenu, est mis presque en contact avec la corne, en évitant toutefois les coups de marteau de peur que l'arc ne se fausse ou ne se rompe à l'endroit où il est soudé au fer. La largeur doit être de 1/2 à 3/4 de pouce ; son épaisseur est de 1/8.

» Bien au milieu de l'arc, on creuse une mortaise taraudée qui sert de matrice à une vis ; celle-ci présente un pouce 1/4 de pas de vis et une tête carrée très courte, de façon à pouvoir être tournée avec une tricoise ordinaire. Il est prudent d'avoir deux vis de longueur différente, pour ne pas s'exposer à ce que l'une ne dépasse pas trop l'étrier et ne soit pas arrachée par le cheval au moment de se lever.

» Quand le pied est suffisamment paré et qu'on a fait porter le fer, on fait poser le pied sur le trépied, et on pratique deux rainures dans la corne blanche, partant chacune de un pouce et demi à deux pouces de la ligne médiane du sabot, et commençant par la couronne pour se diriger obliquement vers la pince où elles se rencontrent en triangle aigu. Chaque rainure est légèrement incurvée par en bas et est creusée jusqu'à la muraille de chair sans intéresser cette dernière.

» Quand tous ces préliminaires sont achevés, on fait lever le pied comme pour la ferrure et on creuse en pince, entre la paroi et la sole de façon à détacher un lambeau piriforme et à remonter suivant la conformation du sabot jusqu'à un pouce et quart ou un pouce et demi de profondeur.

» Il va de soi qu'il faut éviter les hémorragies et ne mettre à découvert aucun tissu mou. Alors, de la pince, on sectionne à l'aide de tricoises affilées et en évitant les tiraillements, un gros morceau de corne d'environ un quart ou un demi-pouce d'épaisseur, et on arrondit fortement, à la râpe, le bord inférieur. C'est à ce moment qu'a lieu l'application définitive du fer.

» Le fer, bien affermi, on actionne la vis inutilisée jusque-là et on remarque de suite que la pointe commence à céder légèrement, se laisse visser dans le sabot par la tête, et qu'à la suite, la corne de la paroi (pince) prend une direction plus droite.

» Pour ne pas provoquer, par une pression trop considérable ou par une manipulation trop rapide, l'inflammation des tissus mous, il ne faut serrer qu'une fois par jour, de façon que la pointe soit refoulée d'un pouce seulement en huit jours par la pression de la vis, sauf si les circonstances se prêtent à plus.

» Au surplus, les cas spéciaux indiqueront le nombre de fois qu'il faudra répéter l'opération, si la paroi affecte une direction qui se rapproche davantage de l'horizontale et si la ligne blanche est devenue plus large (forte), c'est que la pince peut être elle-même déprimée de deux pouces, ainsi que j'en ai vu un cas. Pour ce qui est du lambeau piriforme à enlever de la cavité à creuser, il y a déjà lieu de tenir compte des variétés qui se présentent.

» Dans le cas de déformations très accentuées, il est opportun d'enlever le fer dans la deuxième quinzaine. On s'apercevra seulement que la cavité du lambeau a presque disparu.

» C'est pourquoi il faut, de nouveau, agrandir avec la rainette et creuser à nouveau la pince sans détériorer la corne des autres parties. C'est ainsi qu'on peut utiliser, pour le fer, les anciennes étampures et faire fonctionner la vis pendant quelques jours et, au besoin, se servir d'une vis plus longue.

» Il faut bien reconnaître que ce refoulement de la paroi peut être dépassé ; mais à en juger par ce qui est arrivé à l'opérateur, les cas ne se présentent pas si fréquemment ; au point qu'il recommande de ne pas être trop timoré.

» On ne peut fixer de règle absolue pour la quantité sur laquelle il faut agir, elle peut varier suivant les différentes circonstances et doit être abandonnée à la sagacité de l'opé. rateur.

» Je ne veux faire remarquer qu'une chose, c'est que, dans tous les cas de guérisons obtenues, on aurait désiré que la dépression de la vis eût été plus forte.

» Il se peut qu'après cette première manipulation, la paroi paraisse immédiatement plus droite, et, d'après la réorganisation du sabot, c'est-à-dire après l'avalure de la paroi coupée, il y a déjà un tel changement que la paroi devenue très rugueuse par le fait de la vis, affecte une direction plus oblique.

» En général, dès que l'action de la vis est arrivée à sa fin, on applique, une fois par semaine, à la couronne, une pommade de composition suivante :

» Poudre de cantharides.	10	grammes.
» Biiodure de mercure.	4	—
» Axonge	15	—
» Térébenthine commune	15	—

» Et dans l'intervalle, deux fois une autre composition de :

» Huile de laurier	30	grammes.
» Huile de cade	6	—
» Biiodure de mercure.	4	—

pour activer la secrétion de la corne.

» Si, avant l'opération, l'organisation de la corne était plus ou moins défectueuse, on voit maintenant la sole constituée par une corne remarquablement abondante et solide.

» Si l'on suppose, après que le sabot a été bien paré et que toute la corne inutile a été enlevée aux talons, que la pointe n'a pas été suffisamment abaissée, on enlève de nouveau à la rainette la corne de formation récente dans les rainures en remontant vers la couronne, mais sans l'atteindre complètement, sinon on allongerait d'autant la durée du traitement.

» Cependant, quand cette considération n'entre pas en ligne de compte, ainsi qu'il arrive pour les chevaux de prix, il est certain qu'il vaut mieux prolonger les rainures jusqu'au bourrelet et faire suivre l'application du fer de quelques nouveaux tours de vis.

» Quand la cavité de la pince n'existe plus, il faut la reconstituer à la sole et à la face interne de la paroi. Dorénavant, s'il ne survient pas d'indications spéciales, on laisse le fer le plus longtemps possible sans enlever la vis. L'avalure de la corne se fait parfois assez vite, tandis qu'elle est très lente dans d'autres circonstances. On peut admettre en général que c'est au bout de quatre à six mois que le pied acquiert la forme ordinaire. Quand on est là, on applique un fer, et on fait travailler le cheval. »

« L'idée dominante qui a guidé l'auteur de ces expériences peut se résumer ainsi : il est certain que, dans la déformation du pied, conséquence de la fourbure chronique, la troisième phalange est repoussée par en bas, dislocation qui atteint souvent de grandes dimensions et se traduit par une hypersécrétion des feuillets de chair. Ces derniers ne laissent pas l'os du pied reprendre son ancien siège, faute de place ; c'est pourquoi il a cherché à joindre la boite cornée sur l'os du pied et d'obtenir leur accommodation au sens littéral du mot.

» On donne aux feuillets kéraphylleux la direction que l'os du pied a adoptée, car la corne de nouvelle formation ne prend pas seulement une direction plus perpendiculaire à l'endroit de la pince où a opéré la vis, mais, sur une largeur de 3 à 4 pouces, toute la partie de la paroi ne tarde pas à affecter cette direction, assignée pour ainsi dire à l'avance (Boëllmann). »

Le 15 juin, Marsouin fut déferré ; nous dessinâmes la

figure du pied (fig. B), puis nous en primes le moule au ciment, opération qui fut répétée chaque quinzaine durant le cours du traitement.

Avant de procéder à ces diverses opérations, nous avions fait forger par un maréchal un fer absolument semblable à la description donnée par le vétérinaire allemand ; nous voulions de prime abord suivre exactement sa méthode, mais ce fer nous parut défectueux, dangereux même, et il nous sembla utile de le modifier.

Ces modifications portent surtout sur la bride et la vis ; nous avons cherché à dégager ces parties de leur lourdeur et essayé de les rendre à la fois plus légères et plus pratiques.

Le fer dont nous nous sommes servi est à caractère, avec

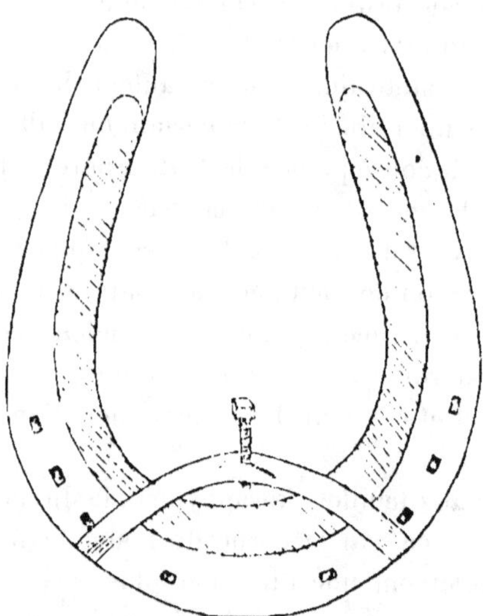

Fig. E. — Fer allemand.

ajusture anglaise, demi-couvert dans sa branche externe, plus dégagé dans sa branche interne (1) ; il est léger afin de ne pas fatiguer, de ne pas trop charger un pied sur lequel on doit produire d'assez grands délabrements.

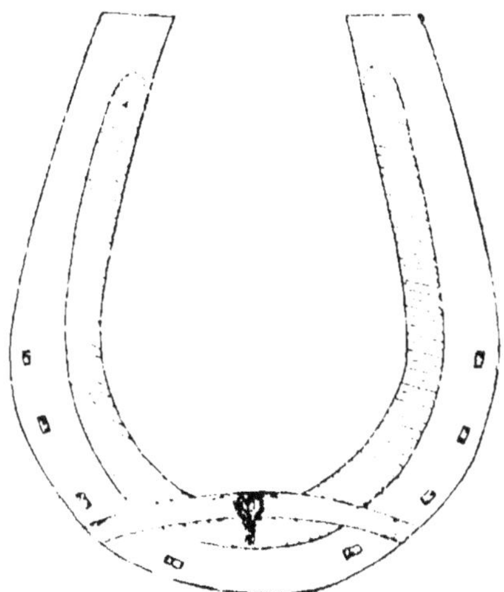

Fig. F. — Fer modifié.

Bride.

Les maréchaux que nous avons employés ont trouvé préférable de fabriquer la bride à part, en une seule fois, et, après lui avoir donné le contour exact de la pince, de la souder au fer.

Cette soudure est difficile ; souvent à la suite d'un faux coup de marteau, elle se détache, se casse; aussi nous croyons utile pour assurer sa solidité de laisser un peu de métal à son point de jonction avec le fer, quitte ensuite à utiliser la lime pour en enlever l'excédent.

Cette bride doit autant que possible marquer son empreinte à chaud sur le sabot; on évitera ainsi de la faire trop

(1) Le pied était panard.

grande, ce qui la rend peu élégante, plus lourde, et exige l'emploi d'une vis plus longue.

La largeur indiquée par le vétérinaire allemand est trop considérable (1^{cm}, 1/2 à 2^{cm},20), ce qui augmente son poids inutilement et la rend disgracieuse ; nous avons obtenu toute la solidité nécessaire avec une bride de 1 centimètre.

Il en est de même de l'épaisseur, que, de 4 millimètres, nous avons ramenée à 3, en ménageant toutefois à sa partie médiane une rondelle de fer un peu plus forte afin d'avoir un taraudage suffisamment étendu.

La distance de la pince du fer à la bride doit être, suivant le procédé allemand, de 3 à 4^{cm},1/2 ; à cela nous répondrons qu'il n'est pas possible de fixer des hauteurs déterminées, car celles-ci doivent varier avec le point de départ du coin de corne, lequel peut être plus ou moins élevé et exiger par conséquent des brides de hauteur variable. En tout cas, nous conseillons d'abaisser la bride le plus que l'on pourra, de ne pas dépasser, si possible, 2 à 3 centimètres.

Il est bien évident, en effet, qu'avec une bride trop élevée. la vis fait son appui dans une région avoisinante de l'union des feuillets kéraphylleux et podophylleux ; elle peut écraser ces parties saines, amener leur désengrènement et nuire au traitement.

En agissant plus bas, la pression se fait à l'extrémité du bec de corne, c'est-à-dire sur une section de matière flexible, un peu élastique, et se transmet supérieurement d'une façon tout aussi active et moins brutale (1).

---

(1) Il nous paraît même que, dans les cas où la fourmilière serait peu élevée, on pourrait supprimer la bride et la remplacer par un poinçon un peu fort et taraudé dans son épaisseur, la tête de la vis restant toujours cachée.

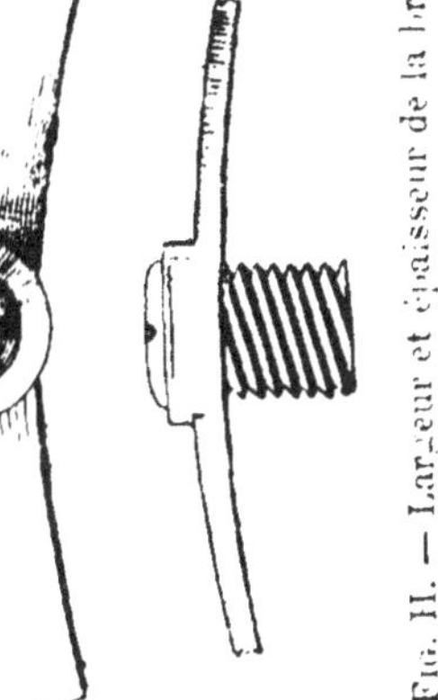

FIG. H. — Largeur et épaisseur de la bride et de la vis modifiées.

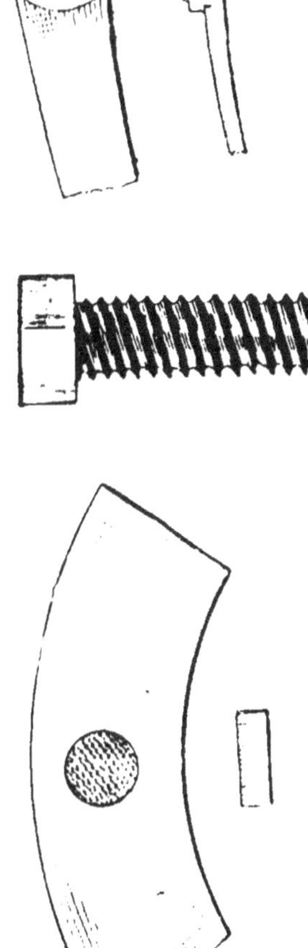

Vis allemande grandeur naturelle.

FIG. G. — Largeur et épaisseur moyenne de la bride allemande.

Vis.

La vis avait surtout attiré notre attention. Nous trouvions sa tête volumineuse et proéminente, à angles carrés et tranchants absolument défectueuse. Elle pouvait, nous semblait-il, occasionner des atteintes au membre opposé; l'animal, en frappant contre le mur de la mangeoire, devait, par son intermédiaire, transmettre au sabot des chocs douloureux et particulièrement dangereux; enfin, les frottements extérieurs en agissant sur elle devaient la faire varier en deçà principalement.

Nous avons fait fabriquer une vis sans tête apparente, complètement taraudée, capable d'entrer, de se cacher dans la lumière centrale de la bride, tout en continuant son action; seulement, au lieu d'employer une tricoise pour la mettre en mouvement, nous dûmes employer un tourne-vis.

Nous pensions que la partie de la vis en contact avec la corne devait présenter une certaine largeur et nous avions, dans le principe, choisi 12 millimètres. Cette surface touche entièrement au début, alors que son appui se fait perpendiculairement à la paroi, mais, plus tard, par suite de l'abaissement de la pièce, il n'y a plus qu'un point limité de sa périphérie qui presse sur la corne. En présence de ce fait, nous avons préféré employer une vis de 10 millimètres, suffisamment solide, et permettant de trouver dans l'industrie, des filières de 1 millimètre lui correspondant, chose très difficile avec une tige un peu forte.

Le vétérinaire allemand n'indique pas dans la description de sa vis le nombre de tarauds qu'elle doit avoir; ceci a cependant son importance.

Nous nous sommes servi au commencement du traitement d'un taraud comportant 52 tours de vis sur 27 millimètres de longueur (ce taraud est représenté dans le fer allemand), ce qui nous donnait $\frac{52}{27} = 1$ mill. 92 d'abaissement au niveau de l'appui de la vis et pour chaque tour complet de celle-ci.

Disons, de suite, que ce taraud nous présenta deux inconvénients.

Le premier, c'est que nous n'avions pas assez de filets dans la région épaissie et taraudée de la bride. Il s'ensuivait que la vis n'offrait que peu de résistance à la poussée de la corne, qu'elle jouait, se dévissait, supprimant ainsi une partie de son action.

Ce cas se produisait chaque fois que l'élasticité du pied était mise en jeu, c'est-à-dire suivant qu'il était l'appui ou au soutien, que l'animal était en marche ou au repos.

Dans les premiers jours du traitement, pour agir sur la vis, nous faisions lever et porter en avant le pied par un aide, puis, nous tournions un quart, un demi, voire même un tour entier, suivant les circonstances, jusqu'à ce que nous jugions enfin l'abaissement quotidien de la pince suffisant.

Or, il arrivait que, dans cette position au soutien, Marsouin témoignait, parfois, de la douleur, nageait avec son membre, craignait l'appui, mais, dès que celui-ci avait lieu, le poser était franc, la sensibilité semblait s'atténuer d'une façon marquée. Nous nous demandâmes à quoi pouvait tenir cette disparition de la douleur. Une remarque vint à propos à notre aide, et nous rappeler une fonction importante du sabot : l'élasticité. Nous observâmes, en effet, que quand le pied était ainsi maintenu levé et que nous agissions sur la vis, de manière à lui faire *seulement toucher* la paroi, il existait entre elle et la corne, le pied remis à terre, un espace de près d'un millimètre.

Cette remarque, tout en établissant expérimentalement l'abaissement de la paroi en pince, sous l'influence de l'écartement postérieur du pied, nous indiquait que pour agir sur notre vis, nous devions toujours, comme pour le traitement des seimes par le procédé dit du barrage, mettre celui-ci à l'appui, sans quoi nous restions en deçà de l'effet que nous voulions obtenir ; elle nous prévenait, en outre, qu'il ne fallait pas nous effrayer outre mesure d'une douleur un peu forte, laquelle devait diminuer notablement lorsque le pied porterait sur le sol.

Pendant la marche, ces alternatives de resserrement et de dilatation du sabot, influaient encore avec plus d'intensité sur la vis, allant jusqu'à la faire céder d'un quart, d'un demi-tour et même plus ; il en résulterait, sinon toujours un espace entre elle et la corne, mais, tout au moins, une diminution de son action, et nous étions tout étonné quand, le lendemain, nous voulions la serrer, de la sentir libre et facilement maniable.

Cette suppression de l'action de la vis, se produisait encore au début du traitement, alors que la corne obéissante et flexible acquerrait rapidement une tendance à s'immobiliser dans une direction moins horizontale qu'au moment où on l'avait soumise à l'effet de ce repoussoir.

Pour obvier à cette perte de temps, et maintenir la pression voulue d'une manière constante, nous nous sommes guidé sur la perpendicularité ou l'horizontalité de la rainure servant à loger le tourne-vis ; un maréchal avait la consigne de surveiller et de ramener à la fin de la journée cette vis à la position fixée par nous, sans jamais la dépasser.

Le deuxième inconvénient présenté par notre taraudage primitif résidait dans l'ignorance où nous étions relativement à l'abaissement mathématique du bec corné. Ceci pourra paraître superflu ; d'aucuns diront que la douleur de l'animal, l'inclinaison de la pince, serviront amplement de guides au praticien, mais il nous a paru préférable de faire d'une pierre deux coups, et de savoir exactement la fraction ou le nombre de millimètres abaissés, tout en ayant de la part de la vis une résistance insurmontable pour les mouvements du sabot.

Pour ce faire, nous avons adopé un pas de vis à peu près du double plus fin que le précédent, et dont chaque tour complet correspondait mathématiquement à un millimètre ; nous obtenions en même temps une surface de contact plus considérable entre la partie taraudée de la bride et la vis (7 millimètres au lieu des 4 du fer allemand) et moins de facilité de la part de celle-ci à céder aux mouvements de va-et-vient de la paroi.

Opération.

Avant d'entreprendre le traitement, l'opérateur fera bien de se munir de rainettes de dimensions restreintes en largeur, mais assez longues. Les vieux instruments diminués par l'aiguisage, à gorge étroite, seront particulièrement utiles.

Le pied paré, le fer ayant porté et prêt à être fixé, on procède à l'opération de la fourbure chronique. Celle-ci peut se diviser en deux temps :

1er temps : creusement des rainures ;

2e temps : opération de la fourmilière.

1er temps. — Creusement des rainures.

Les rainures doivent être commencées à 5 ou 6 centimètres de chaque côté du milieu de la pince, il faut qu'elles embrassent entre elles, à leur partie supérieure, un espace d'au moins un décimètre. En agissant sur une grande étendue, on obtiendra, sans nuire à la réussite de l'opération, une modification plus accentuée de l'ensemble du sabot, et on sera plus certain d'enlever tout le coin de corne.

Ces rainures diffèrent essentiellement de celles que l'on creuse habituellement dans les opérations du pied, elles en ont toutefois la même profondeur, c'est-à-dire que l'on doit aller aussi loin que possible sans intéresser le tissu podophylleux.

Le vétérinaire allemand ne parle que fort peu de leur confection ; elles doivent cependant, pour être rationnelles, présenter plus de largeur à leur partie inférieure qu'à leur partie supérieure.

Si on les pratiquait trop étroites et uniformément larges, il arriverait un moment où on ne pourrait plus continuer la compression, car leurs rives viendraient à se toucher, à se joindre, et on serait obligé de déferrer le pied pour les agrandir, opération que l'on peut éviter en leur donnant d'emblée des dimensions suffisantes.

En supposant qu'à leur partie coronaire, ces rainures aient un centimètre de largeur, il faut qu'elles atteignent presque le double inférieurement.

Cette largeur inférieure doit être surtout prise aux dépens de la rive interne, le bord externe doit être parfaitement droit afin qu'on puisse y trouver la place pour un clou aux deux mamelles.

Le point de jonction des rives centrales ne doit pas se faire exactement à l'extrémité de la pince, mais à un centi-

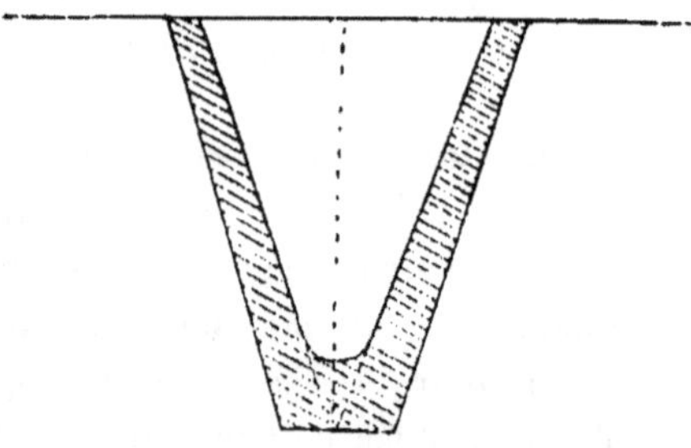

Fig. I. — Schema des rainures.

mètre et demi ou deux centimètres environ plus haut. On évitera ainsi l'emploi des tricoises pour sectionner le bec de corne qu'elles formeraient si on suivait le procédé allemand.

Cette réunion ne doit pas non plus être à angle aigu, mieux vaut un contour arrondi présentant plus de surface d'appui à la vis et permettant de transmettre avec plus de force à la région supérieure, les pressions que celle-ci lui imprime.

En creusant les rainures du sabot de Marsouin, nous avons rencontré sur le quartier externe une partie de la fourmilière dont nous avons parlé en son temps.

Il allait de soi qu'il nous fallait l'opérer du mieux possible, sans cependant abattre la paroi qui devait nous servir à fixer le fer.

2e *temps. — Opération de la fourmilière.*

Deux cas peuvent se présenter : ou il y a fourmilière naturelle, vide, ou celle-ci n'existe pas : la place qu'elle occupait étant comblée par cette production cornée spéciale secrétée par le tissu podophylleux, lors de la fourbure chronique.

Ce dernier cas étant celui que nous avons eu avec Marsouin, nous allons d'abord le décrire.

Après avoir fait lever le pied comme si on voulait le ferrer,

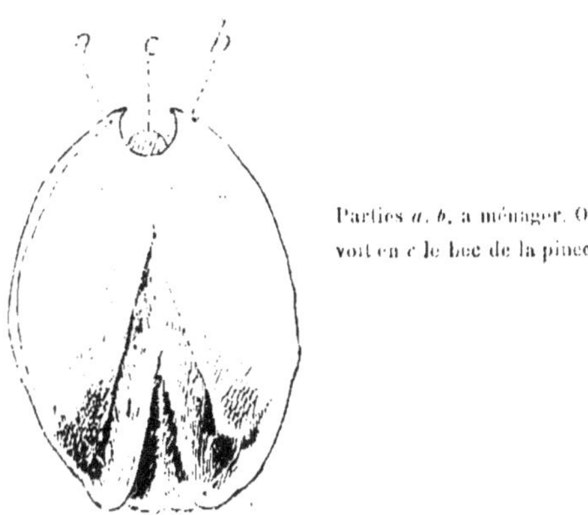

Parties *a*, *b*, à ménager. On voit en *c* le bec de la pince.

Fig. J. — Creusement de la sole.

on délimite sur la sole, en pince, à petits coups de rainettes, une ligne circulaire tangente aux rives externes des rainures.

Il est utile de ménager les points *a* et *b* qu'on serait tenté d'enlever, car c'est sur eux que les deux clous des mamelles seront placés et assureront au fer sa solidité.

La partie ainsi entourée est variable en étendue ; plus le coin de corne secrété par le tissu podophylleux sera considérable, plus elle aura de développement.

Il est même à désirer que ce développement soit large, afin que l'opérateur y trouve un espace suffisant pour la manœuvre de ses instruments.

Il faut bien remarquer que cette surface circulaire ne limite pas strictement son contour à la corne adventive, on peut empiéter sur la sole, mais seulement jusqu'au point où l'on pense qu'en creusant, on n'atteindra pas le tissu velouté.

D'ailleurs, il est préférable de commencer à enlever les fragments de corne en pince et de n'avancer que lentement du côté de la sole où l'opérateur aura bien vite reconnu la région qu'il ne doit pas dépasser.

Ces préliminaires terminés, on arrive à l'opération proprement dite de la fourmilière. Celle-ci ne consiste, en

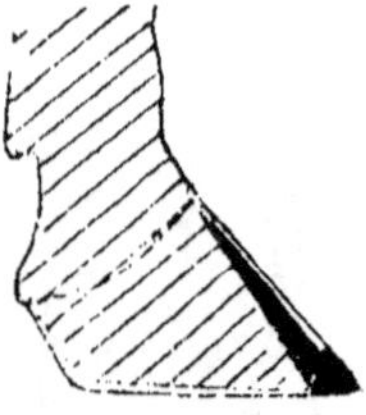

Fig. K. — Coupe schématique médiane et antéro-postérieure du pied fourbu. (La partie teintée représente le coin de corne que l'opérateur doit faire disparaître.

somme, qu'à enlever, couche par couche et jusqu'à sa plus grande hauteur, le croissant de corne, placé d'une part entre la paroi et le tissu podophylleux qui lui a donné naissance, d'autre part entre les rainures. Dans le cas actuel, cette production atteignait un peu plus de la moitié de la hauteur de la pince.

Cette élimination doit se faire essentiellement aux dépens de ce tissu étranger ; il faut respecter toute l'épaisseur de la paroi afin de lui conserver sa force et de ne pas intéresser le tissu vif du pied. Cette opération a la plus grande ressemblance avec un procédé de traitement dit « à faux » du croissant, conseillé par d'Arboval ; elle en diffère cependant par les rainures et une action beaucoup plus étendue et plus profonde de l'instrument tranchant.

Elle acquiert une réelle difficulté, surtout vers la fin, alors qu'on arrive à la région supérieure de la fourmilière factice. A ce moment, l'espace existant entre la paroi et le tissu du pied va en se rétrécissant, et c'est à grand'peine qu'une rainette, même étroite, peut y être maniée.

Il importe essentiellement au succès du traitement que toute la corne sécrétée par la chair du pied disparaisse et que l'excavation se termine par une ligne parfaitement horizontale allant d'une rainure à l'autre. Si on opérait autrement, le bec de corne s'abaisserait du côté le plus évidé, ce qui amènerait peut-être une direction anormale de la pince.

L'ablation de la corne du côté de la paroi n'a rien de dangereux, car on ne court pas le risque d'atteindre des tissus sanguins du côté du pied ; au contraire, il faut agir avec prudence, surtout lorsqu'on fouille dans les régions supérieures.

Il faut éviter avec soin les hémorragies, tant à cause de leur gravité propre que de la gêne que le sang épanché apporterait à l'opérateur.

Dans le cas où une fourmilière réelle, c'est-à-dire vide, existerait entre la paroi et la sole, on doit, ce nous semble, après avoir creusé les rainures, abattre de la muraille en pince, jusqu'à ce qu'on puisse, avec la rainette, arriver à l'union saine des tissus podophylleux et kéraphylleux, jusqu'à l'origine même de l'ongle, jusqu'à la cutidure.

Le fer à employer dans ce cas doit avoir une bride soudée sur les branches et suffisamment élevée. La pression de la vis doit être très modérée, car le bourrelet pourrait être trop vivement influencé par une action si rapprochée ou trop intense. D'ailleurs, la ligne horizontale à ce niveau est peu accentuée, la corne plus flexible, et une poussée bénigne doit la ramener facilement à sa direction normale.

Avec le temps et la descente de la paroi, la bride pourra être abaissée.

L'opération achevée, on assujettit le fer en le repoussant le plus possible, afin que la bride porte sur la paroi et que la vis se trouve juste sur la ligne médiane de la pince.

Si elle ne se trouvait pas exactement dans ce point, il en résulterait pendant son action une déviation de la pince soit à gauche soit à droite, le désengrènement des feuillets serait plus à craindre et la forme ultérieure du sabot pourrait être modifiée.

Action de la vis.

Nous nous sommes servi, au début, d'une vis ayant quinze millimètres ; c'est là une longueur suffisante qui, tout en nous permettant d'agir avec assez de puissance pendant plusieurs jours, laissait sa tête cachée dans la saillie de la bride. Il est nécessaire, d'ailleurs, d'avoir plusieurs vis de dimensions variées qu'on utilise suivant les besoins et successivement.

Avant de faire agir le tournevis, il nous paraît intéressant, sinon indispensable de la part du vétérinaire, de se rendre compte de combien de centimètres la pince doit être abaissée pour qu'elle fasse avec l'horizontale un angle égal à celui du sabot opposé ou qu'on veut obtenir.

Avec cette donnée, le praticien saura à peu près le temps

qui lui sera nécessaire pour arriver au résultat désiré, en admettant qu'il imprime chaque jour à sa vis une variation déterminée.

Pour résoudre cette question d'une façon approximative et suffisante dans la pratique, on trace sur une ligne horizontale A B un angle O F C semblable à celui du pied malade en donnant à la ligne O F la longueur du pied fourbu.

Sur la même ligne horizontale, et partant du point commun O (le bourrelet), on inscrit un angle égal à celui que l'on veut obtenir, soit O E C.

La ligne O E, mesurée au décimètre, donnera la longueur de la future pince, et la ligne E F la diminution qu'éprouvera le pied malade après guérison.

Pour Marsouin, la ligne O F égalait 12 centimètres avec un angle de 40 degrés ; en ramenant cet angle à 50 degrés, nous trouvions 10 centimètres, longueur très sensiblement égale à celle de la pince actuelle.

La ligne E F nous donnait 3 centimètres, correspondant exactement à l'épaisseur du coin podophylleux disparu.

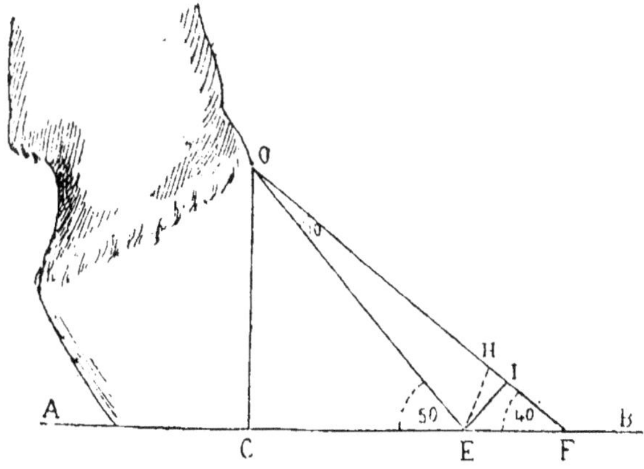

La ligne E I devrait indiquer le nombre de centimètres d'abaissement de la pince O F, pour qu'elle vienne en O E ;

mais pour cela il faudrait une descente immédiate de la paroi, ce qui, dans la pratique, ne peut s'obtenir qu'après un temps variable de un, deux, trois mois suivant les cas. Pendant cette période, le pied continue son avalure ; aussi, le point I primitivement fixé pour venir en E doit-il être reporté un peu plus haut, suivant en cela la poussée de la corne. Or, si on admet avec la plupart des auteurs que celle-ci s'allonge de un centimètre par mois, il faut donc diminuer la ligne O I de 1, 2, 3 centimètres, selon qu'on aura mis 1, 2, 3 mois pour avoir l'angle demandé.

Dans notre cas, nous avons O F = 10 centimètres, en admettant que l'abaissement en soit subit, mais comme nous n'avons obtenu ce résultat qu'au bout d'un mois, nous devons diminuer cette ligne de 1 centimètre, O H = 9 centimètres ; ce n'est donc pas le point I qui formera le sommet de l'angle de 50 degrés, mais bien le point H, situé à 1 centimètre plus haut.

La ligne E H mesurant environ 20 millimètres, on voit par ces données qu'en abaissant le bec de corne seulement de 1/2 millimètre par jour, on arrive, au bout de 40 jours, à l'angle cherché ($20^{mm} \times 1/2 = 40$).

Dans la pratique, on opère plus rapidement, car, au début du traitement, les pressions peuvent être supérieures à ce chiffre quotidien de 1/2 millimètre, et l'on peut sans danger, avec un cas identique à celui de Marsouin, arriver au résultat avant un mois.

Il n'y a donc pas lieu de se presser outre mesure ; aussi, loin d'agir vivement comme le préconise le vétérinaire allemand (1), qui décoche l'épithète de *timoré* au praticien prudent, conseillons-nous plutôt d'aller lentement afin de laisser à la paroi le temps de s'accommoder peu à peu à sa nouvelle position sans écraser les tissus sous-cornés.

---

(1) Un pouce (trois centimètres) seulement en huit jours.

On est, surtout au début, tellement ravi de voir la pince s'abaisser avec une aussi grande facilité qu'on se sent porté presque malgré soi à agir vigoureusement, semblant vouloir en finir d'un seul coup.

La pression de la vis peut être assez forte tout à fait au commencement, et aller à près de 2 millimètres, mais cet abaissement est déjà *trop considérable* et *ne doit pas être dépassé* ni surtout *se prolonger* plusieurs jours. Faire autrement entraîne, comme nous l'avons remarqué, un suintement de mauvais aloi entre les feuillets de corne et les feuillets de chair, et oblige ensuite le chirurgien à porter à nouveau l'instrument tranchant pour enlever les parties nécrosées par une trop forte compression : peut-être même qu'une poussée trop active pourrait se faire sentir jusqu'à l'os du pied et lui faire accélérer son mouvement de bascule. Le remède serait pire que le mal.

Dans les jours qui suivent la période initiale du traitement, on ne doit guère aller au delà de 1/2 ou 1/3 de millimètre. A ce moment, la corne oppose plus de résistance, et il faut une action relativement forte de la main pour actionner la vis.

Le praticien aura d'ailleurs pour renseignement la douleur éprouvée par l'animal.

A mesure que la pression s'accentue, des changements assez remarquables se produisent au niveau de la couronne, entre les rainures. De prime-saut, on serait tenté de croire que l'action de la vis se limite à la fourmilière seulement, que l'union des tissus du pied et de la paroi lui oppose une borne, sinon infranchissable, mais du moins qu'on ne dépasse pas sans lésions graves. Il n'en est rien cependant, et si on examine de profil le pied en traitement (voyez Fig. M), on remarque que la couronne paraît se détacher et faire une saillie en avant. Cette espèce de corniche disparaît peu à peu, mais la corne de nouvelle formation qui lui succède porte avec elle cette défectuosité se traduisant par un bombement de la paroi, qui s'atténue quand le bourrelet n'est plus violenté.

Dans le cas de Marsouin, ce relief du bourrelet était encore accru par l'influence toujours un peu active de la crapaudine.

Pendant la période d'action de la vis, il est bon d'agir à l'origine de l'ongle à l'aide d'irritants. Nous nous sommes servi de la pommade formulée par le vétérinaire allemand ; son action est excellente ; seulement elle laisse après elle des croûtes tellement tenaces qu'il n'est pas possible d'en faire deux applications dans la quinzaine. Aussi sommes-nous revenu à notre vésicatoire ordinaire dont l'emploi nous est plus familier, aussi actif, et qui nous donnait la facilité de l'employer plus fréquemment.

Le pied, et surtout les rainures doivent être constamment graissés, afin d'empêcher la dessiccation de la corne.

Quinze jours après la première ferrure, nous fîmes déférer le pied. La suppression du fer laissa revenir la pince de deux à trois millimètres en avant. Néanmoins, elle s'était fortement abaissée et tendait à devenir parallèle à celle du sabot opposé ; nous avions déjà obtenu un résultat frappant. Ce résultat fut encore rendu bien plus apparent, quand, après avoir fait parer le sabot et abattre les becs de corne des mamelles, nous fîmes trancher à l'aide d'une tricoise coupant bien une partie de la languette de la pince qui aurait touché le nouveau fer. A ce moment le pied nous parut presque semblable à son congénère.

Il est alors nécessaire d'enlever avec la rainette les débris filandreux des feuillets écrasés, de dégager la circonférence solaire afin de donner plus de liberté à l'inclinaison de la pince et même de retoucher les rainures. Ceci fait, on adopte un fer préparé *ad hoc*. Celui-ci est en tout semblable au précédent, seulement l'abaissement de la paroi permet de l'avoir beaucoup moins long, de gagner un peu plus de un centimètre sur chaque branche.

Après avoir exécuté ces diverses opérations nous actionnâmes la vis, en nous guidant sur les renseignements pratiques que nous avions acquis et que nous avons exposés. L'animal avait le pied froid, boiterie nulle au pas, un peu de sensibilité au trot.

L'action de notre vis pendant la quinzaine qui suivit fut moins accusée que pendant la période précédente, la direction de la paroi était presque normale et rien ne nous pressait, nous laissions patiemment aux tissus le temps de s'habituer à leur nouvelle position sans trop les violenter. Nous dépassâmes cependant l'angle du pied opposé, à cela nous avions une raison ; notre intention était de supprimer le fer pathologique dans la prochaine ferrure, et, nous rappelant que lors de son enlèvement la pince était revenue en avant, nous préférions aller un peu plus loin afin que ce retour coïncidât avec la direction que nous voulions obtenir. Nos prévisions se réalisèrent.

Un mois après le début du traitement, le 15 juillet, Marsouin fut déferré en présence de M. Mathis, vétérinaire civil, et M. Becker, vétérinaire militaire, qui avaient suivi avec le plus grand intérêt le traitement.

(Voir à la page suivante la figure du nouveau pied.)

La chose qui frappe tout d'abord, c'est la direction de la paroi, qui diffère peu de celle du sabot opposé ; les deux angles sont à quelque chose près égaux, le nouveau pied semble même plus incliné que l'ancien. La pince, qui atteignait 12 centimètres, n'en mesure plus que 10 ; elle s'est donc abaissée de 2 centimètres (chiffre prévu).

Le pied renové est néanmoins un peu plus long que son opposé, ce qui tient certainement aux positions acquises depuis longtemps par les tissus intra-cornés et impossibles à ramener à leur situation normale.

La deuxième particularité saisissante réside dans la sail-

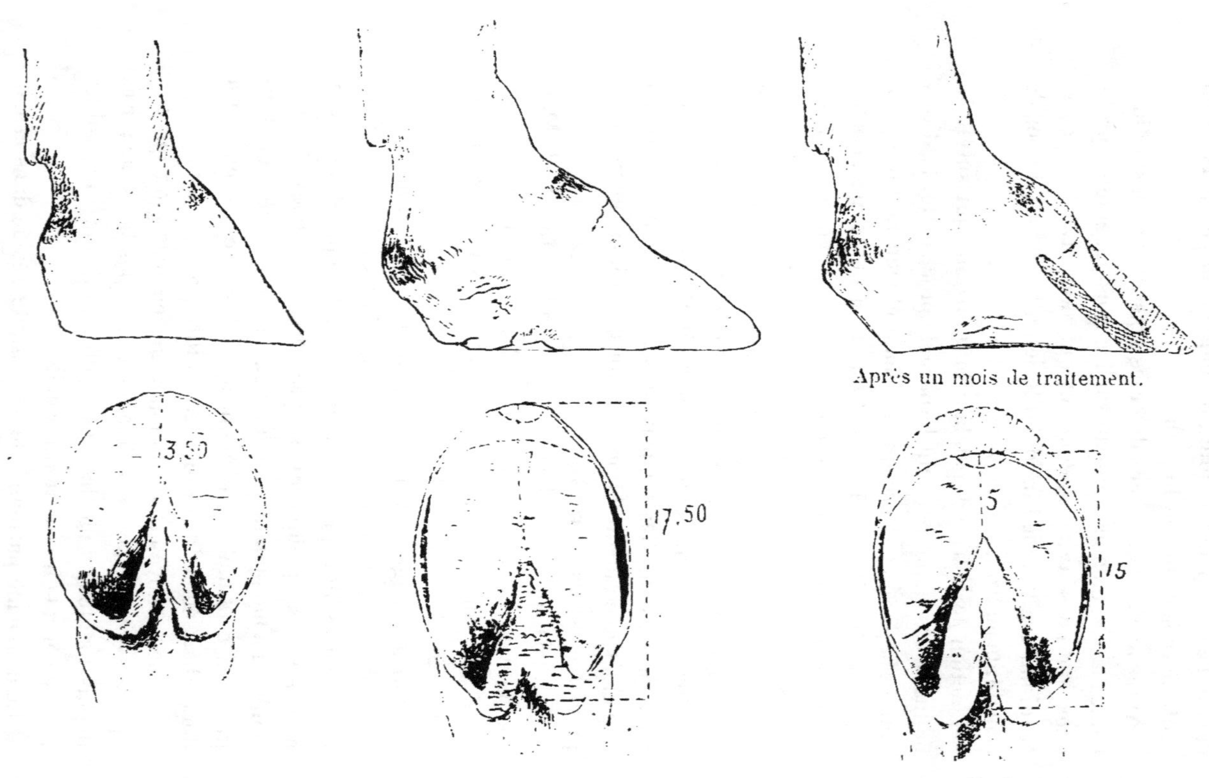

Après un mois de traitement.

Fig. M.

Après un mois de traitement.

lie du bourrelet, due à l'influence de la crapaudine et surtout à l'action de la vis. Celle-ci, outre son effet dilatateur à l'origine de l'ongle, gênait l'avalure de la corne, qu'elle maintenait comme un clou, l'empêchant de descendre ; il en résultait un relief circulaire de la couronne dans lequel le paturon semblait entrer et disparaître comme dans un creux.

Quand le fer à bride fut supprimé et que, pour maintenir notre pince dans la direction obtenue, nous employâmes un fer à fort poinçon, la corne, moins gênée dans sa croissance, descendit avec plus de facilité et la saillie disparut en grande partie.

En mesurant le contour du pied sain au niveau de la couronne, nous avions 36 centimètres ; la même opération faite sur le pied fourbu nous donnait déjà 2 centimètres en plus, soit 38 centimètres ; enfin, la mensuration du pied en traitement était de 42 centimètres : du pied sain au pied opéré, il y avait donc 6 centimètres en plus.

Que l'on compare les figures ABCD vers leur partie supérieure opposée diamétralement à la sole, on verra combien est grande la différence apportée par la suppression de la vis. Dans le pied fourbu (B), cette région est déjà franchement ovale ; elle devient oblongue sur le pied comprimé (C), puis quand la vis a disparu (D), cette section supérieure s'arrondit rapidement et tend à devenir semblable à celle du pied naturel.

Vu en dessous (fig. M), le pied a diminué de longueur dans une forte proportion, il atteint 15 centimètres environ ; c'est donc déjà, après un mois, à peu près $2^{cm},50$ de gagnés.

Cette diminution porte surtout sur la sole, car si on mesure les distances de la pointe des fourchettes à la pince, on trouve une différence en moins de 2 centimètres en faveur du pied malade relativement à son état antérieur. Le 1/2 centimètre provient du redressement des talons.

La sole est toujours horizontale, mais elle s'est arrondie et modifiée d'une façon remarquable. Nous avons dit plus haut combien elle était sensible au niveau du croissant : un

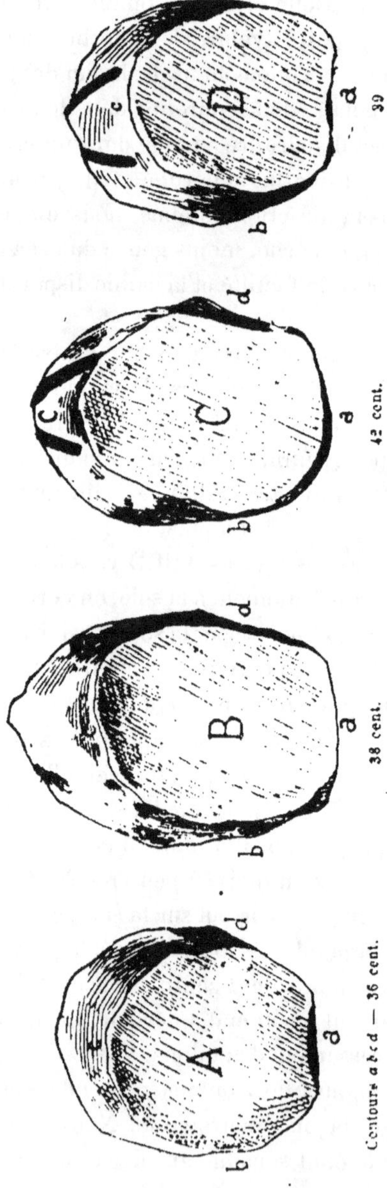

FIG. N.— Modifications apportées à la couronne par la vis.

mois après l'opération elle avait acquis de la force, était devenue écailleuse, s'enlevait en épais lambeaux, et les maréchaux faisaient entre eux des remarques fort justes; ils n'étaient pas moins surpris que nous et affirmaient que désormais les accidents, si redoutés jadis, ne pouvaient plus se produire. Ce fait est important, car on aurait pu supposer que la pression de la vis serait venue remplacer en partie l'action du coin de corne enlevé. On voit donc qu'il n'en a rien été, et que, si la troisième phalange n'a pas récupéré sa position normale, elle ne paraît pas avoir basculé davantage, au contraire.

Dans la région postérieure, les modifications sont assez sensibles : les talons se sont élargis et abaissés tout en conservant une direction légèrement fuyante. Ils ont actuellement $7^{cm},50$ d'écartement, alors que dans le pied sain ils mesurent $4^{cm},50$.

La fourchette filandreuse et déchiquetée avant l'opération a trouvé dans la dilatation des talons un large espace dont elle a profité pour se développer et prendre de la consistance. Les lacunes latérales ont également acquis une profondeur accentuée dont la fourchette pourra bénéficier plus tard.

La pince du pied malade faisant un angle sensiblement pareil à celui du pied sain, la période active du traitement nous parut terminée; il nous fallait seulement maintenir le bec corné dans cette position. Rien n'était plus facile, et l'emploi d'un fer à poinçon un peu fort et bien bridé était tout indiqué. Ce fer fut en outre complété par deux pinçons latéraux, afin de lui donner plus d'adhérence au pied et de lui permettre de lutter avec force contre un retour possible en avant de la paroi. Mais ceci n'eut pas lieu, et la muraille, définitivement fixée, continua son avalure sans chercher à s'écarter de sa nouvelle direction.

Entre le fer et la sole, nous fîmes placer une plaque de cuir ouverte au niveau de la fourchette, afin de lui permettre de se développer à son aise; l'animal fut lâché dans un préau à sol meuble, promené en main matin et soir; de temps en temps, un petit vésicatoire sur la couronne venait activer la sécrétion du bourrelet.

Un mois après la suppression de la ferrure pathologique, 70 jours environ du début du traitement, Marsouin fut déferré.

Voici les figures du pied :

La paroi en pince a conservé son angle de 50 degrés; sa longueur de 10 centimètres n'a pas varié, ce qui doit faire admettre que, selon nos conjectures, elle restera toujours ainsi.

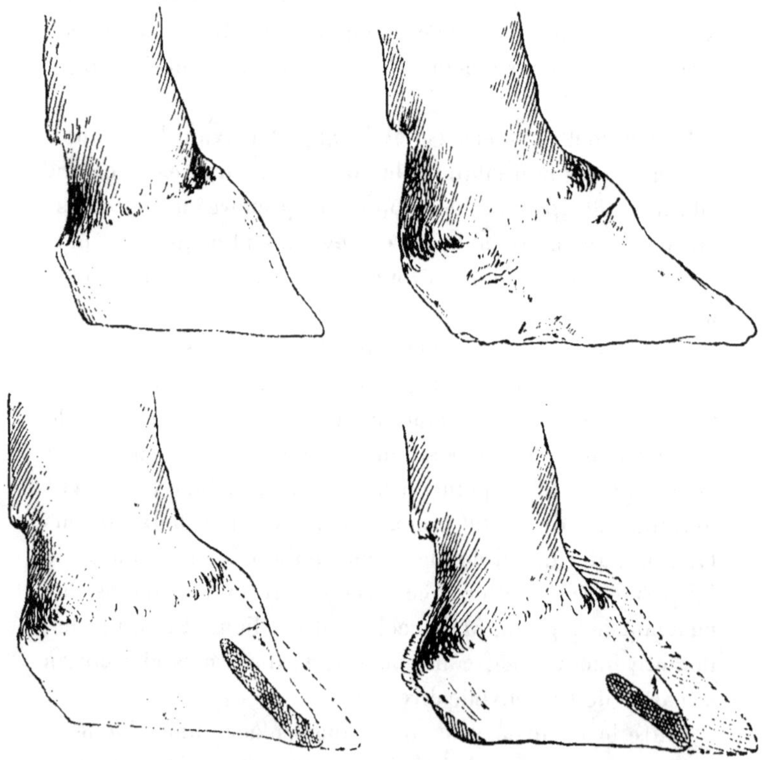

Fig. O. Après deux mois de traitement.

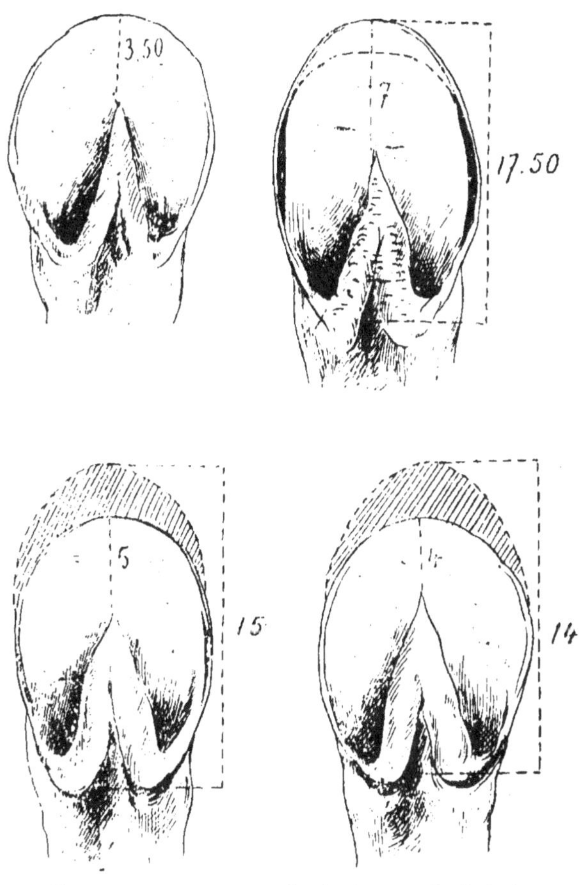

Fig. O. Après deux mois de traitement.

Le bourrelet est revenu sur lui-même. Mesuré, il a 39 centimètres de longueur au lieu de 42 qu'il présentait pendant le traitement : il a donc diminué de 3 centimètres.

Ce fait témoigne vivement de l'impression profonde que la vis produisait à l'origine de l'ongle.

Le pied vu en dessous a diminué sa longueur d'un centimètre environ, ce qui porte à $3^{cm},50$ sa diminution totale dans deux mois; il n'a plus que 14 centimètres au lieu de 17^{cm},50 qu'il atteignait avant l'opération.

La sole a continué à présenter plus d'épaisseur, mais elle est toujours un peu plus faible en dedans, peut-être est-elle moins comble, mais nous n'oserions l'affirmer. En tout cas, l'animal, qui, avant le traitement, n'osait mettre son pied à terre quand il était déferré, fait actuellement un appui très franc et marche ainsi au pas sans boiter.

Les fourmilières explorées à la rainette montrent à un centimètre l'adhérence intime de la paroi et du tissu podophylleux.

La fourchette a subi des modifications remarquables; d'écrasée, de maigre qu'elle était, elle a doublé son volume, envahi les lacunes latérales et fait une forte proéminence au dessous de la sole; elle a pris de la consistance, a perdu son aspect filandreux et déchiqueté d'autrefois pour acquérir un tissu compact et résistant.

Si on compare les talons du pied sain et ceux du pied opéré, on verra que, s'ils sont un peu plus élevés, ils ont la même direction, ils ne sont plus fuyants comme jadis, mais parallèles à la nouvelle pince semblant donner raison à cette idée que nous avions émise, tendant à faire admettre que leur obliquité était peut-être due à un appel en avant de tout le sabot par le croissant de corne aujourd'hui disparu (1).

Nous terminerons ici l'exposé du traitement, car le sabot a définitivement une nouvelle forme.

L'ongle n'est pas absolument identique à son opposé, mais il n'y a pas à nier que le traitement l'a considérablement amélioré.

A quoi doit-on attribuer la consistance plus grande de la sole, la disparition de la douleur appréciable jadis « même à

---

(1) Nous aurions abandonné sans regret cette hypothèse si cette nouvelle preuve jointe à l'apparition des fourmilières n'était venue l'appuyer.

la simple pression du doigt », l'appui parfait l'animal étant déferré ? Est-ce que la troisième phalange n'aurait pas subi un déplacement et ne serait pas revenue, après l'enlèvement du coin corné, à une position moins anormale qu'avant l'opération ?

Bouley a déjà fait remarquer, dans son article *Fourbure du nouveau dictionnaire* (tome 7, page 338) « qu'il est possible, dans le cas de la fourbure chronique compliquée de la fourmilière creuse, que l'os du pied moins élevé en arrière que dans la fourbure pleine, revienne à sa situation normale et qu'à la longue toute trace de bombement de la sole disparaisse ».

Or, ce nouveau traitement de la fourbure comporte précisément la création d'une fourmilière factice ; on peut donc admettre que l'os du pied est revenu en avant.

Ce fait n'est pas sans porter atteinte à la théorie de Fogliata, car le fléchisseur profond des phalanges dans sa lutte contre les extenseurs avait nombre d'alliés, et parmi les plus puissants citons : les fourmilières latérales et la fourmilière factice supprimant l'adhérence entre la paroi et le tissu podophylleux et laissant, vers les rainures, plus de liberté aux mouvements de la troisième phalange ; l'action de la vis qui, pour si peu que ce soit, a dû se faire sentir sur l'os du pied.

Eh bien, malgré tout, celui-ci semble avoir récupéré une position plus physiologique, alors que tout concourait à lui faire accentuer son mouvement de bascule.

En résumé, ce procédé de traitement de la fourbure chronique a non seulement pour lui l'originalité mais aussi la réussite ; son but est, non pas de ramener le parallélisme entre l'os du pied et la paroi, parallélisme détruit par le coin podophylleux, mais d'obtenir graduellement après la disparition de cette corne surajoutée un angle donné.

Si l'on cherchait strictement à amener la paroi dans une direction parallèle à la partie antérieure de la 3e phalange, on pourrait, dans nombre de cas, avoir une pince trop perpendiculaire et un ou deux pieds « rampins », c'est-à-dire présentant une déformation tout à fait opposée à celle du pied fourbu. Le praticien doit donc arrêter l'action de la vis au degré voulu, soit lorsque la paroi fait un angle de 45 à 50 degrés.

Boiterie.

Nous avons négligé à dessein de traiter cette question importante et capitale dans les pages qui précèdent, afin d'y revenir plus longuement dans un paragraphe à part et pouvoir l'examiner séparée des phases du traitement.

Nous savons déjà qu'avant celui-ci, Marsouin boitait fréquemment. Cette boiterie acquérait une intensité plus marquée lors d'une apparition d'un accident du sabot (seimes, crapaudine, fourmilières).

Mais, en dehors de ces causes très actives, la claudication se montrait après chaque retour de la forge, et il fallait plusieurs jours de repos avant de la voir s'atténuer, puis disparaitre.

La boiterie se montrait encore quand l'animal allait aux allures vives sur des terrains durs, sur le pavé, quand une couche de terre se tassait sous la sole ou que celle-ci portait sur une pierre. Il arrivait alors souvent que Marsouin, sorti droit du quartier, y rentrait boitant à 3 jambes, ayant le pied antérieur gauche chaud, douloureux, tres sensible.

Ce cheval était donc foncièrement boiteux, et il n'aurait nullement fallu compter sur lui pour un service actif; c'est pour cela, nous l'avons déjà écrit, qu'il avait été versé au dépôt.

Pendant la période du traitement, la claudication fut soumise à l'influence des pressions plus ou moins fortes de la vis. Nous n'avons cependant jamais exagéré l'action de ce repoussoir et nous nous sommes maintenu, malgré la tentation, dans de telles limites, qu'au pas l'animal ne boitait pas ou presque pas. Il est bien évident que l'exercice au trot fut radicalement supprimé dans la crainte que l'élasticité, lors de mouvements violents, n'occasionnât un désordre considérable dans le pied.

Après la suppression du fer pathologique et pendant les deux mois écoulés depuis cette époque, Marsouin fut graduellement exercé à des marches en main de plus en plus longues, puis monté par un cavalier léger, et enfin travaillé au trot.

Ces exercices, patiemment ménagés, ont eu pour résultat de faire disparaître totalement la boiterie.

Actuellement, soit que Marsouin revienne de la forge, soit qu'il aille au trot sur le pavé de la ville, il est parfaitement droit, ne témoigne aucune sensibilité de l'ongle, ne butte jamais.

L'appui du pied ne se fait pas en deux temps, mais franchement en une seule fois et sur toute la surface plantaire. Le membre, qui autrefois était lancé brusquement comme chez l'ataxique, se porte maintenant régulièrement, librement en avant, entamant le terrain avec la plus grande aisance.

NOTA

Les fers et les divers moulages du pied fourbu avant et après le traitement, portaient à l'exposition retrospective de la ferrure du cheval (Exposition 1889 du ministère de la guerre) les n°s 427 à 430. Ces diverses pièces font partie actuellement du musée de maréchalerie de l'Ecole de cavalerie de Saumur.

Avant de terminer ce travail, nous tenons essentiellement à bien préciser que c'est grâce à la bienveillance de M. Boëllmann que nous avons pu expérimenter la nouvelle méthode de traitement de la fourbure chronique ; que c'est lui qui le *premier* a, par sa traduction, fait connaître en France le procédé opératoire du vétérinaire allemand Hingst.

Contrairement aux assertions du *Bulletin de la Société centrale de médecine vétérinaire* et du *Répertoire de police sanitaire vétérinaire* (années 1888, 1890) nous revendiquons pour nous la priorité de son application dans notre pays. Ceci ressort sans conteste d'une lettre que nous a adressée M. Boëllmann à la date du 12 juin 1888 : « Vous serez, nous écrit-il, le *premier* en France à avoir fait cet essai, qui nous semble très rationnel..... Si je n'en ai pas fait l'expérience, c'est faute de sujet. »

Rappelons que nous avons commencé le traitement le 15 juin. C'est d'ailleurs une revendication bien minime ; les circonstances seules nous ont favorisé.

Paris et Limoges. — Imp. milit. Henri Charles-Lavauzelle.

www.ingramcontent.com/pod-product-compliance
Lightning Source LLC
LaVergne TN
LVHW012009160826
845678LV00002B/739

* 9 7 8 2 3 2 9 6 7 0 3 3 1 *